# 在宅療養傷病者 救急対応 マニュアル

**監 修**

社会医療法人仁寿会 理事長、同加藤病院 病院長

## 加藤 節司

**編 著**

広島国際大学保健医療学部救急救命学科 教授

## 安田 康晴

ぱーそん書房

**謝辞**

　執筆協力頂きました加藤病院の柳光寛仁先生、大畑修三先生、山口拓也先生、上杉文彦先生、林隆則先生、石根潤一先生、平田敏明先生、山内延広先生、加藤恭子先生、診療所ながひさの石橋豊先生に感謝致します。

# 監修のことば

　1992 年、第二次医療法の改正で人々の「居宅」が医療を提供する場として位置づけられました。それ以来、在宅医療は進化し続けています。2000 年には、新たに創設された介護保険制度によって訪問看護や訪問介護などの居宅系サービスが公的に担保されました。さらに 2014 年に成立した医療介護総合確保推進法により、医療と介護が一体的にかつ包括的に提供される体制が整備されて以降、在宅医療は、より組織化され、より標準化され、そしてより専門化して参りました。すなわち、現在の在宅医療は、「医療介護の多職種連携による在宅療養支援チーム」の活躍なしには成立し得ない重要な社会資本として、医療と介護を必要とし続ける人々への光明の一つとなっています。

　思い起こせば、救急救命士法が成立し、さらに救急隊員の行う応急処置に在宅療法継続中の傷病者への処置が加わったのが 1991 年です。プレホスピタルにおける医行為の一部を医師から救急救命士を含めた救急隊員へとタスクシフトし、救急救命士・救急隊員が医療チームの一員となって以来の歴史と在宅医療の歴史は実は大きく重なっています。こうした歴史を振り返りつつ現在の在宅医療に視座を移すと、本書の発刊はまさしく地域の「在宅療養支援チーム」の重要な一員たる救急救命士・救急隊員諸氏の献身を力強く支援するものであることを得心できます。

　本書は簡潔に、その一方で各種ガイドラインに基づき専門的に記述され、さらに読みやすく編纂されています。本書が、全国津々浦々の救急救命士・救急隊員諸氏の手元で、日常の救急現場のみならず在宅療養支援チームの一員として他の多くの専門職と連携する種々の局面において活用され、その結果として地域の人々の生活の質の向上に資することを願うばかりです。

　　　令和 2 年 10 月吉日

　　　　　　　　　　　　　　　　　　　　　　　　　　　　　　　　加藤　節司

# 序　文

　　救急隊員による在宅療法継続中の傷病者の処置は、1991（平成3）年8月「救急隊員の行う応急処置等の基準」の一部が改正され、応急処置範囲が拡大したものである。「在宅医療」は、「可能な限り住み慣れた地域で、自分らしい暮らしを人生の最期まで続けたい」という患者や家族の想いを尊重し、医療や介護などの多職種が連携して、患者の居宅において行われており、近年の高齢化の急速な進展や国の政策とも相俟って在宅医療を受ける患者は急増している。

　　また、救急搬送人員の高齢者の占める割合は年々増加し、今後も、これら高齢者も含めた在宅医療を受けている療養者の増加に伴い、原疾患の悪化や合併症の発生、さらに医療機器の不具合などを原因とする救急要請も増加することが予想され、在宅医療継続中の傷病者の対応も重要となる。しかし、在宅医療継続中の傷病者が増加しているものの、救急隊員が対応するためのわかりやすい教科書はこれまで存在していなかった。

　　本書の作成にあたり、高齢化先進県の島根県で地域に密着し、法人をあげて在宅療養支援に取り組み地域包括ケアを実践する、社会医療法人仁寿会（強化型在宅療養支援病院）加藤病院病院長の加藤節司先生に監修頂き、在宅医療の現場の視点から、救急要請が必要となる症候やトラブル、また、それらに適切に対応できるように在宅療法に使用する医療機器についてご教示頂いた。

　　本書が救急現場における在宅傷病者への適切な対応に少しでも役立てば、我々としても望外の喜びである。

　　おわりに、お忙しい中で本書の作成に協力頂いた加藤節司先生、ならびに加藤病院の医師の皆様に感謝します。

　　　　令和2年10月吉日


　　　　　　　　　　　　　　　　　　　　　　　　　　　　　　　　　　安田　康晴

# CONTENTS

# C 排泄管理

# D 在宅注射療法

# E 腎代替療法

# はじめに－在宅療養とは－

　救急隊員による在宅療法継続中の傷病者の処置は、1991（平成3）年8月「救急隊員の行う応急処置等の基準」の一部が改正され、応急処置範囲が拡大したものである。療法とは「病気の治し方」「治療の方法」をいい、「在宅療法」は、医療機関以外の自宅などで行われる治療として、「在宅医療」により提供されている。この拡大した応急処置範囲に適切に対応するためには、「在宅医療」の意義や背景について理解を深める必要がある。

　「在宅医療」は、「可能な限り住み慣れた地域で、自分らしい暮らしを人生の最期まで続けたい」という患者や家族の想いを尊重し、医療や介護などの多職種が連携して、患者の居宅において行う医療である（**図1、表1**）。それはまさしく病院後のケアであるとともに、病院前のケアでもあり、救急救命士や救急隊員も極めて大きな役割を担うことになる。その対象となるのは、認知機能や身体の機能が低下し、通院が困難な患者である。そして、その対象者は急増している。その主な理由は、わが国における高齢化の進展、国民の疾病構造と医療介護ニーズの変化、医療介護総合確保法に基づく国の在宅医療推進施策ならびにICTの進化を含む医学・医療の進歩による。

　高齢化の進展では、首都圏などの都市部を中心に高齢者人口が2042年をピークに増加し続ける。その一方で進む出生数の減少により、2025年には65歳以上人口がわが国の全人口の30％を超えると予測されている。国民の疾病構造と医療介護ニーズの変化については、2013年の社会保障制度改革国民会議報告書で示されているように、病気と共存しながらQOL（Quality of Life）の維持・向上を目指す医療・介護が求められている。すなわち、かつての「病院完結型」から、患者の住み慣れた地域や自宅での生活のための医療、地域全体で治し、支える「地域完結型」の医療への転換である。これらを受けて成立した2014年の医療介護総合確保法では、医療・介護の提供体制を一体的に整備し、在宅医療・介護の受け皿づくりを進めるとともに国民への啓発も強

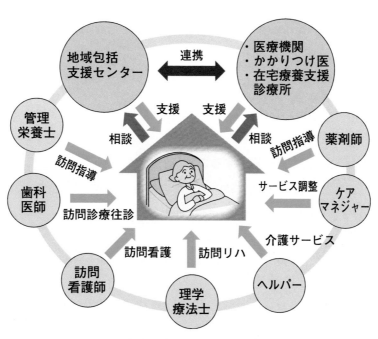

図1　在宅医療にかかわる医療職など

1

**表1 在宅医療にかかわる医療関連専門職種と在宅医療の内容**

| 在宅医療の名称 | 医療関連専門職種 | 在宅医療の内容 |
|---|---|---|
| 訪問診療<br>往診<br>電話再診 | 医師 | 定期的・計画的に、居宅で診療。<br>病状変化など、患家の求めに応じ臨時に居宅で診療。<br>病状変化時、患家の求めに応じ電話で指導・助言。 |
| 訪問看護<br>特別訪問看護 | 訪問看護師 | 定期的・計画的に、患者の医療的処置やケア提供。<br>病状変化時・退院直後など不安定時に集中看護提供。 |
| 訪問歯科診療 | 歯科医師 | 訪問診療車で、歯科診療を行う。 |
| 訪問歯科衛生指導 | 歯科衛生士 | 歯磨きなどの歯科衛生指導や食事摂取継続の助言・指導を行う。 |
| 訪問リハビリテーション | 理学療法士(PT)、作業療法士(OT)、言語聴覚士(ST) | 在宅生活を維持しQOLを向上させるために必要なリハビリテーションを提供する。 |
| 訪問薬剤指導 | 薬剤師 | 調剤や医材の供給や処方されている薬剤についての服薬法などについて指導・助言する。また残薬整理や副作用の状況、在宅患者個々の状況に合わせての服薬支援方法の提案や医師や他職種へのフィードバックを行う。 |
| 訪問栄養指導 | 管理栄養士 | 療養上必要な栄養・食事について助言・指導する。 |
| 救急救命管理 | 救急救命士と医師 | 患者の発生した現場に保険医療機関の救急救命士が赴いて必要な処置などを行った場合において、当該救急救命士に対して必要な指示を行う。 |

(救急救命士標準テキスト編集委員会(編):改訂第10版救急救命士標準テキスト. p430, へるす出版, 東京, 2020を改変して引用)

**表2 在宅療法の分類**

| | 主な在宅療法 |
|---|---|
| 呼吸補助療法 | 在宅酸素療法、在宅人工呼吸療法 |
| 栄養療法 | 在宅中心静脈栄養法(在宅中心静脈栄養療法、静脈栄養法)、在宅経腸栄養法(在宅成分栄養経管栄養療法、経腸栄養法) |
| 排泄管理 | 在宅自己導尿法・尿道留置カテーテル法・恥骨上カテーテル法、人工肛門など |
| 在宅注射療法 | インスリン・麻薬(モルヒネ)、在宅肺高血圧症患者携帯型精密輸液ポンプなど |
| 腎代替療法 | 在宅人工透析療法(血液透析・腹膜透析)など |

力に推進している。さらに、ICTの進化や、医学・医療の進歩により在宅で受けることのできる医療もまた、精密な医療機器の利用や遠隔モニタリングの活用でより高度化されている。この結果、平成29年度厚生労働省「人生の最終段階における医療に関する意識調査」(2017年)では、「自宅で最期を迎えたい」と希望する人が75％を超えるまでになっている。これらの理由から、救急搬送人員の推移においても高齢者の占める割合は年々増加し、1997年(平成9年)の約33％から2017年(平成29年)の約60％と20年間で倍増した。今後も、これら高齢者も含めた在宅医療を受けている療養者の増加に伴い、原疾患の悪化や合併症の発生、さらに医療機器の不具合などを原因とする救急要請も増加することが予想されている。

　本書では、これら在宅療法継続中の傷病者の救急要請に適切に対応するために、在宅療法を分類し(**表2**)、その分類ごとに在宅療法に使用する医療機器や理論とその実際、さらには救急対応について述べる。

## 在宅療養支援における連携

　多職種によるチーム医療は、"Framework for action on interprofessional education & collaborative practice"©World Health Organization 2010(日本語版　専門職連携教育および連携医療の

ための行動の枠組み©三重大学2014)において示されているように、連携医療による強化された医療システムにおいて最適な医療を提供することが可能となる医療であり、健康アウトカムを改善する。これは、在宅医療においても極めて有用である。日本老年医学会が中心となってまとめた「在宅医療に関するエビデンス；系統的レビュー」(http://www.jpn-geriat-soc.or.jp/info/topics/pdf/20150513_01_01.pdf)によると、多職種によるチーム医療は、フレイルな高齢者の身体機能や精神状態の改善、入院の減少、医療費抑制をもたらす(レベルⅡ)ことが明らかとなっている。訪問診療はこのチーム医療において中核的な役割を果たしているが、それぞれの専門職との連携なしには質の高い包括的な療養支援を行うことはできない。適切な在宅療養支援を行うためには、救急救命士も含めた質の高い専門職連携が何よりも重要である。

**参考文献**
1) 救急救命士標準テキスト編集委員会(編)：改訂第10版 救急救命士標準テキスト. p430, へるす出版, 東京, 2020.
2) 救急救助の現況. 消防庁, 令和元年12月26日.
3) 在宅医療テキスト編集委員会(編)：在宅医療テキスト. 改訂第3版, 在宅医療助成勇美記念財団, 東京, 2017.

# A 呼吸補助療法

# I 在宅酸素療法（HOT）

## 1 在宅酸素療法（HOT）とは

　酸素療法は、低酸素症に対して吸入気の酸素濃度（$FiO_2$）を高めて、適量の酸素を投与する治療法である。自宅で酸素療法を実施することを在宅酸素療法（Home Oxygen Therapy；HOT、ホット）という（**図1**）。

　在宅酸素療法（HOT）は医師が処方し、社会保険適応基準を満たせば自己負担分の費用で治療を受けることができる。

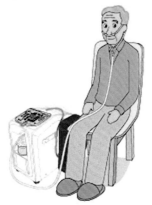
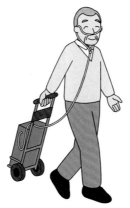
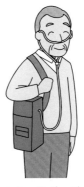
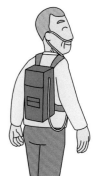

c：ショルダーバッグ　　　　d：リュック

a：自宅での様子
（提供：フィリップス・ジャパン）

b：カート

**図1　在宅酸素療法（HOT）**

## 2 在宅酸素療法（HOT）の適応

　社会保険適応の対象疾患は、①高度慢性呼吸不全例 、②肺高血圧症 、③慢性心不全 、④チアノーゼ型先天性心疾患、である。原因疾患は、成人では肺気腫や慢性気管支炎などの慢性閉塞性肺疾患（chronic obstructive pulmonary disease；COPD）や結核後遺症が多く、小児では神経筋疾患が多い。

## 3 在宅酸素療法（HOT）に使用される医療機器

　HOTに用いる酸素供給装置（**図2**）は、在宅で用いる設置型酸素濃縮装置と液化酸素、および外出時に用いる携帯用酸素供給装置（携帯用酸素ボンベ、携帯用液化酸素装置）に大別される。最近は小型の酸素濃縮装置をカートやショルダーバッグ、リュックに携帯して外出することもできる。わが国ではHOT患者の95％が酸素濃縮装置および携帯用酸素ボンベを使用している。

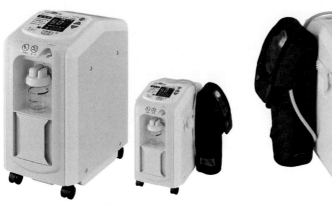
a：Litetec（右＝ボンベ付き）
（提供：ダイキン工業）

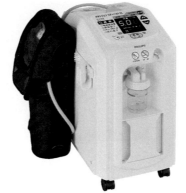
b：ボンベ付きオキシジェンスーション
（提供：フィリップス・ジャパン）

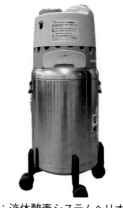
c：液体酸素システムヘリオス
（提供：イワサワ）

図2　酸素濃縮措置の例

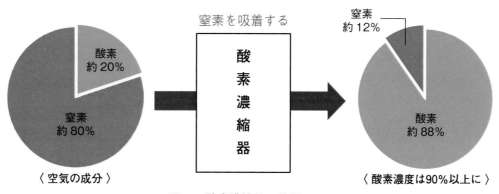
図3　酸素濃縮器の仕組み

　酸素濃縮器は、空気中の約80％を占める窒素を吸着することにより、88〜95％の濃度の酸素（$O_2$）を最大7L/分まで供給できる装置である（**図3**）。長所は、電源さえあればどこでも簡便・容易に使用できることである。短所として停電時に停止することや停電などに備えて酸素ボンベの設置が必要となることが挙げられる。ボンベが付いているタイプは万が一のときに備え自動的に切り替え可能である。

　これらの医療器具を用いて行うHOTにおける酸素吸入方法は低流量システムであり、患者の1回換気量以上の酸素ガスを供給する高流量システム（高流量ネブライザー式酸素吸入器、高流量鼻カニューラを含む）や呼気相に使われない酸素をリザーバーバッグ内に貯え、次の吸気相に貯まった酸素を吸い込むリザーバーシステムとは区別される。HOTで用いられる低流量システムでは、患者の1回換気量以下の酸素ガスを供給し、換気不足分は患者自身の鼻腔周囲の室内気を吸入することで補っている。すなわち、鼻カニューラや簡易酸素マスクを用いるのがこの方式である。HOTでは、患者の生活利便性から、通常、鼻から酸素を吸入できる鼻カニューラが用いられている（**図4**）。

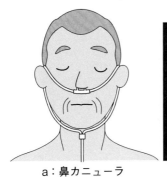 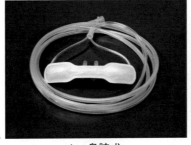 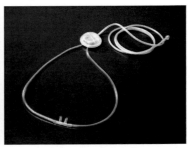

| a：鼻カニューラ | b：鼻腔式 | c：ペンダント式 |
| | （提供：日本ルフト） | （提供：日本ルフト） |

図4　鼻カニューラ(a)とリザーバー式鼻カニューラ(b・c)

## 4　慢性呼吸不全

　HOTの適応で最も頻度が高いのは慢性呼吸不全である。慢性呼吸不全は、呼吸不全（respiratory failure）の定義である「呼吸機能障害のため動脈血ガス［特に酸素（$O_2$）と二酸化炭素（$CO_2$）］が異常値を示し、正常な機能を営めない状態であり、室内気呼吸時の動脈血酸素分圧（$PaO_2$）が60mmHg以下となる呼吸器系の機能障害、またはそれに相当する状態」が、少なくとも1ヵ月以上続いた状態で、病態の経過により分類したものである。成因による分類として、動脈血二酸化炭素分圧（$PaCO_2$）が45mmHg以下はⅠ型呼吸不全、45mmHgを超えるものはⅡ型呼吸不全と分類される。

　基礎疾患は呼吸器疾患と神経・筋疾患に大別され、前者は気道系、肺実質系、血管系、胸膜・胸郭系に分類される（表1）。

**表1　呼吸不全を呈する疾患**

| 呼吸器疾患 | 気道系障害　　：喘息、慢性閉塞性肺疾患（COPD）、無気肺、気道異物<br>肺実質系障害：肺炎、肺出血、誤嚥、刺激ガスの吸入、急性呼吸窮迫症候群（ARDS）<br>血管系障害　　：血管炎、肺血栓塞栓症<br>胸膜・胸郭系障害：気胸、胸水・胸膜炎 |
| 神経・筋疾患 | 重症筋無力症、ギラン‐バレー症候群 |
| 肺循環障害 | 肺血栓塞栓症、心原性肺水腫、非心原性肺水腫 |

（日本呼吸器学会「酸素療法ガイドライン」による）

## 5　在宅酸素療法（HOT）におけるモニタリング

　慢性呼吸不全の基礎疾患は、慢性閉塞性肺疾患（COPD）が最も多く、肺結核後遺症は近年減少し、肺線維症・間質性肺炎や肺癌が増加している。慢性呼吸不全に合併する病態を表2に示す。

　酸素結合能を有するヘモグロビンの中で酸素と結合したヘモグロビン（Hb）の割合が$SaO_2$（動脈血酸素飽和度）であり、$SaO_2$を簡便に体外から測定する方式がパルスオキシメトリ$SpO_2$測定で、これを利用したモニターがパルスオキシメーターである。利便性や在宅など場所を選ばない柔軟性からHOTにおいても臨床的には極めて有用なモニタリング方法であり、患者も日常的にこれを計測している。健常者の$SpO_2$は概ね96〜99%であるが、HOT患者においても普段の$SpO_2$よりも3〜4%低下していれば、疾患の急性増悪の存在を疑う。

### 表2　慢性呼吸不全に合併する病態

| 肺高血圧症・肺性心 | 低酸素性肺血管攣縮による。 |
|---|---|
| 呼吸筋疲労 | 呼吸筋へのエネルギー供給の低下、呼吸筋の仕事量の増大による。 |
| 中枢神経障害 | $CO_2$ナルコーシス、うつ、不安など。 |
| 消化管障害 | 胃酸の分泌低下、胃粘膜血流の低下による。 |
| 肝障害 | 肺性心、右心不全による。 |
| 腎障害 | 水、Na の排泄障害による。 |
| 貧血 | 消耗性疾患により症候性（続発性）貧血となる。 |
| 栄養障害 | エネルギー摂取低下、呼吸筋の酸素摂取量の増大による。 |

（日本呼吸ケア・リハビリテーション学会酸素療法マニュアル作成委員会,日本呼吸器学会肺生理専門委員会（編）: 酸素療法マニュアル（酸素療法ガイドライン改訂版）.メディカルレビュー社,東京,2017 による）

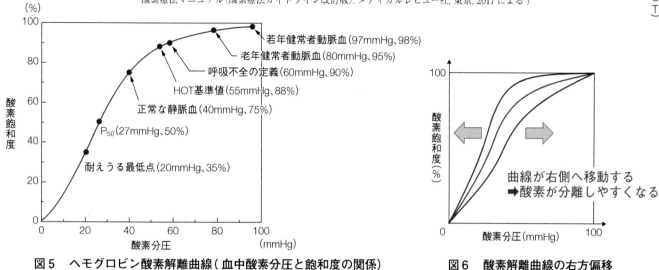

**図5　ヘモグロビン酸素解離曲線（血中酸素分圧と飽和度の関係）**　　**図6　酸素解離曲線の右方偏移**

（図5・6 は日本呼吸ケア・リハビリテーション学会酸素療法マニュアル作成委員会,日本呼吸器学会肺生理専門委員会（編）:酸素療法マニュアル（酸素療法ガイドライン改訂版）.メディカルレビュー社,東京,2017 より一部改変して引用）

　　$SpO_2$ の結果の解釈には、しばしば動脈血ガス分析により得られた $PaO_2$ との対比がなされるため、ヘモグロビン酸素解離曲線を理解しておく必要がある。全ヘモグロビン（Hb）の中で酸素と結合したヘモグロビン（酸化ヘモグロビン）の占める割合（$SaO_2$）と酸素分圧（$PaO_2$）の関係は直線ではなくS字状の曲線となり、体温 37℃、$PaCO_2$ 40mmHg、pH 7.40 および Hb 15g/dL において、概ね**図5**のグラフのようになる。

　　また、酸素解離曲線は、体温の上昇、pH 低下および $PCO_2$（二酸化炭素分圧）の増加、2,3-diphosphoglycerate（2,3-DPG）*濃度の増加で右に移動し、逆に、体温の低下、pH 上昇および $PaO_2$ の低下、2,3-DPG 濃度の低下で左に移動する（**図6**）。$SpO_2$ と $PaO_2$ の関係はさまざまな因子により変動し、その関係は一定ではない。$SpO_2$ から予測する $PaO_2$ は、ヘモグロビン酸素解離曲線の移動を考慮し、あくまで参考値であることを認識しておく必要がある。

---

*:2,3-DPG（2,3-ビスホスホグリセリン酸）　ヘモグロビンの酸素結合は pH、2,3-DPG、温度などの影響で変化する。2,3-DPG は酸素よりヘモグロビンに対する親和性が高く、ヘモグロビンと酸素の結合を調節することで、組織における酸素の放出を調節している。末梢組織における低酸素症の有無は、血液中の 2,3-DPG 濃度とヘマトクリット値またはヘモグロビン濃度から赤血球中あるいはヘモグロビンに対する 2,3-DPG 濃度を求めることで明らかになる。

## 6 | 救急隊が遭遇する在宅酸素療法（HOT） 継続中のトラブル

### ①パニックコントロール

救急要請された傷病者は、必要以上に生命の危機を感じて精神的に不安定な状態になっていることがあるため、落ち着いて呼吸の調節ができるよう支援する。傷病者にとって安楽な姿勢（あらかじめパニックコントロールについての指導を受けている姿勢；椅子に逆向きに、背もたれを抱くように身体を曲げて座る姿勢であることが多い）をとるよう声をかけながら背中をさすることができればよい。

**注意点**

HOT を使用している傷病者から救急要請があったということは既に呼吸状態が不良であることを前提として死に直結する状態と考え、時間的制約があることを踏まえて対応する必要がある。

### ②病状の急性増悪に関すること

喀痰排出不全が認められる場合には、喀痰の確実な吸引・理学的療法（体位排痰、呼吸介助；スクイージング、咳・ハフィングなど排出介助ができると望ましい）を行い、必要に応じて気道確保を行う。酸素化能の低下に対する酸素流量の調節は医師の指示のもとに行うことが原則であるが、その一方で、$SpO_2$ の目標は 90％ 以上であり、$CO_2$ ナルコーシスの発現に注意するあまり、酸素流量に関して躊躇してはならない。また、$CO_2$ ナルコーシスによる呼吸数の低下に対して適切な換気補助を行えるよう準備しておく。

### ③機器のトラブルに関すること

酸素チューブや鼻カニューラのトラブルの有無を確認する。酸素チューブの折れ曲がりや水溜まり、つなぎ目外れ、加湿器の蓋のはずれの確認などを怠らないようにする。加湿器に指定された精製水以外の液体（消毒用アルコールなど）が混入されていることもあり注意を要する。火気の取り扱い（火気厳禁）は安全確保上極めて重要である。酸素濃縮器のトラブル・携帯用酸素ボンベのトラブルに関しては、原則として医療機器提供企業へのトラブルシューティング確認が必要となる。

## 7 | 観察のポイントと救急隊の対応

HOT の傷病者は、低流量の酸素によって息切れの改善を目安に、$SpO_2 \geqq 90％$ を目標としてコントロールされている。COPD など原疾患自体の急性増悪によるのか、機器の不具合によって酸素供給が減少したために状態が悪化しているのかなどで、その対応法が異なるが、まずはバイタルサインを確認し、傷病者の重症度の把握に努める。同時に鼻カニューラならびに接続する酸

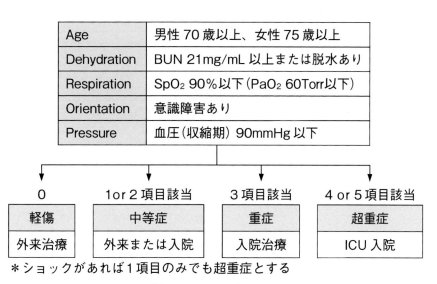

| Age | 男性70歳以上、女性75歳以上 |
|---|---|
| Dehydration | BUN 21mg/mL以上または脱水あり |
| Respiration | $SpO_2$ 90%以下（$PaO_2$ 60Torr以下） |
| Orientation | 意識障害あり |
| Pressure | 血圧（収縮期）90mmHg以下 |

| 0 | 1or2項目該当 | 3項目該当 | 4or5項目該当 |
|---|---|---|---|
| 軽傷 | 中等症 | 重症 | 超重症 |
| 外来治療 | 外来または入院 | 入院治療 | ICU入院 |

＊ショックがあれば1項目のみでも超重症とする

**図7　A-DROPシステム**
（日本呼吸器学会呼吸器感染症に関するガイドライン作成委員会（編）：成人市中肺炎診療ガイドライン．
日本呼吸器学会，東京，2007を引用改変した日本呼吸器学会成人肺炎診療ガイドライン2017作成委員
会（編）：成人肺炎診療ガイドライン2017. p12, 日本呼吸器学会，東京，2017より一部改変）

素チューブに問題がないかについても確認する。

　バイタルサインの確認においては、傷病者の意識があれば呼吸に関する訴えを聞きつつ、呼吸数、体温（または発熱の有無）、痰の性状、呼吸音の聴診、$SpO_2$値、血圧、脈拍、尿量を確認する。

　全身状態として、食事・水分摂取の状況も含めた脱水の有無の確認も重要である。傷病者本人あるいは家人に、いつもの状態との違いを聞き、それがいつから起こってきたか、悪化しつつあるかどうかを確認する。かかりつけ医と連絡がとれる場合には、状態を報告し、応急処置と搬送先の助言を得る。その際に、原疾患の急性増悪として頻度の高い肺炎を念頭に、成人市中肺炎＊＊診療ガイドラインによる重症度分類システムで使用されている指標（A-DROPスコア、**図7**）を用いるのもよい（重症度分類の各因子が1つでも不明な場合は「不明」と分類する）。

　酸素供給装置が正常に作動しているか否かがわからない場合には、準備した酸素ボンベにいったん変更して、かかりつけ医に指示されている酸素濃度、流量で酸素投与を開始する。

　呼吸不全傷病者の対応の例を**図8**に示す。成因による分類としてのI型急性呼吸不全（$PaCO_2$が45mmHg以下）をきたす疾患としては、重症肺炎、急性呼吸窮迫症候群（acute respiratory distress syndrome；ARDS）、急性経過の間質性肺炎、急性心不全、肺血栓塞栓症などがある。$SpO_2$値94〜98%を目標に、酸素供給が可能なリザーバー付き非再呼吸性マスクで酸素投与を行う。II型急性呼吸不全（$PaCO_2$>45mmHg）をきたす疾患には、ギラン-バレー症候群、重症筋無力症などの神経・筋疾患や、COPDや肺結核後遺症などの慢性呼吸不全の急性増悪、気管支喘息の重積発作の頻度が多い。II型呼吸不全はI型呼吸不全と異なり、酸素化の改善に加え、換気状態の維持・改善をしなければならないため、パルスオキシメーターによる酸素化のモニターのみではなく、$CO_2$ナルコーシスに陥らないように、意識状態や呼吸数、呼吸状態を注意深く観察する。酸素投与は、$SpO_2$値88〜92%を目標に、鼻カニューラやベンチュリーマスクにより原則、低濃度・低流量から開始する。I型・II型急性呼吸不全に限らず、チアノーゼが認められる、または呼吸停止の場合は、酸素供給量とは関係なく、バッグ・バルブ・マスクを用いて人工呼吸を

＊＊：市中肺炎　普段の社会生活を送っている中で罹患した肺炎。

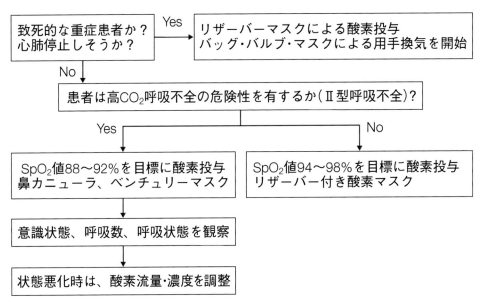

**図 8　呼吸不全傷病者の対応の例**

〔O'Driscoll BR, Howard LS, Davison AG：British Thoracic Society. BTS guideline for emergency oxygen use in adult patients. Thorax 63（Suppl 6）：vi1-68, 2008より一部改変〕

開始する。

**参考文献**

1) 日本呼吸ケア・リハビリテーション学会酸素療法マニュアル作成委員会，日本呼吸器学会肺生理専門委員会（編）：酸素療法マニュアル（酸素療法ガイドライン改訂版）. メディカルレビュー社, 東京, 2017.
2) 工藤翔二（監）：HOT 入門；在宅酸素療法で快適に. エア・ウォーター・メディカル, 東京, 2017.
3) 成人市中肺炎の重症度別症例数. ADROP shihyou04
4) 日本呼吸器学会成人肺炎診療ガイドライン 2017 作成委員会（編）：成人肺炎診療ガイドライン 2017. 日本呼吸器学会, 東京, 2017.
5) 今村圭文, 河野 茂：肺炎診療ガイドライン；日本における総括と今後への展望. 日内会誌 104（10）：2228-2236, 2015.

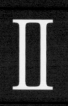

# Ⅱ 在宅人工呼吸療法（在宅持続陽圧呼吸法）

## 1 在宅人工呼吸療法（HMV）とは

　自発的に行われているヒトの呼吸運動が、気道の狭小化や閉塞、呼吸器の機能低下あるいは呼吸器を動かす筋力の低下などにより正常な状態で行われなくなったときには、人工呼吸療法が必要になる。これを、自宅や居住系施設で行うのが在宅人工呼吸療法（Home Mechanical Ventilatio；HMV）である。人工呼吸器は、小型・軽量化されバッテリーで駆動することができるようになり、居宅での生活はもちろん、外出中や旅行先などでも使えるようになってきた。その用途の広がりとともに、単に病態や疾患の管理だけでなく症状の緩和やリハビリテーションへの活用など、在宅酸素療法（HOT）同様に多職種で取り組む呼吸ケアとなっている。

　HMVには、マスクを使用する非侵襲的陽圧換気療法（non-invasive positive pressure ventilation；NPPV）と、気管切開により気道を確保して行う気管切開下陽圧換気療法（tracheostomy positive pressure ventilation；TPPV）があるが（**図9**）、医療機器の性能の向上により現在では呼吸器・循環器疾患ではNPPVが主流となり、神経筋疾患でもTPPVは少なくなっている。いずれも機器による継続的な換気補助を行うことで、肺胞低換気を改善し、体内に貯留する二酸化炭素を排出するとともに、酸素の取り込みを促す。

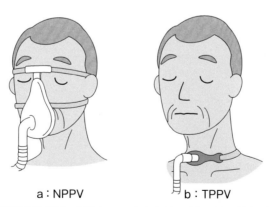

a：NPPV　　　　　　　　b：TPPV

**図9　非侵襲的陽圧換気療法（NPPV）と気管切開下陽圧換気療法（TPPV）**

## 2 在宅人工呼吸療法（HMV）の適応

　HMVは、慢性閉塞性肺疾患（COPD）や肺結核後遺症、筋萎縮性側索硬化症、筋ジストロフィーなど、神経・筋疾患などの慢性呼吸不全患者に適応される。

　HMVの患者数の内訳で最も多いのはCOPDで、次いで肺結核後遺症、さらに筋萎縮性側索硬

13

**表3　慢性閉塞性肺疾患の慢性期におけるNPPV導入基準**

1. あるいは2. に示すような自・他覚症状があり、3.の①〜③いずれかを満たす場合。
  1. 呼吸困難感、起床時の頭痛・頭重感、過度の眠気などの自覚症状がある。
  2. 体重増加・頸静脈の怒張、下肢の浮腫などの肺性心の徴候。
  3.①$PaCO_2 \geqq 55mmHg$
    $PaCO_2$ の評価は、酸素吸入症例では、処方流量下の酸素吸入時の $PaCO_2$、酸素吸入をしていない症例の場合、室内空気下で評価する。
  ②$PaCO_2 < 55mmHg$ であるが、夜間の低換気による低酸素血症を認める症例。
    夜間の酸素処方流量下に終夜睡眠ポリグラフ(PSG)あるいは $SpO_2$ モニターを実施し、$SpO_2 < 90\%$ が5分間以上継続するか、あるいは全体の10%以上を占める症例。
    また、OSAS(閉塞型睡眠時無呼吸症候群)合併症例で、nCPAP(持続陽圧呼吸療法)のみでは、夜間の無呼吸、自覚症状が改善しない症例。
  ③安定期の $PaCO_2 < 55mmHg$ であるが、高二酸化炭素血症を伴う増悪入院を繰り返す症例。

**表4　拘束性胸部疾患(RTD)における長期NPPVの適応基準**

(A) 自・他覚症状として、起床時の頭痛、昼間の眠気、疲労感、不眠、昼間のイライラ感、性格変化、知能の低下、夜間頻尿、労作時呼吸困難、体重増加・頸静脈の怒張・下肢の浮腫などの肺性心の徴候のいずれかがある場合、以下の(a)、(b)の両方あるいはどちらか一方を満たせば長期NPPVの適応となる
  (a) 昼間覚醒時低換気($PaCO_2 > 45mmHg$)
  (b) 夜間睡眠時低換気(室内気吸入下の睡眠で $SpO_2 < 90\%$ が5分間以上継続するか、あるいは全体の10%以上を占める)
(B) 上記の自・他覚症状のない場合でも、著しい昼間覚醒時低換気($PaCO_2 > 60mmHg$)があれば、長期NPPVの適応となる
(C) 高二酸化炭素血症を伴う急性増悪入院を繰り返す場合には長期NPPVの適応となる

(表3・4は日本呼吸器学会NPPVガイドライン作成委員会(編)：NPPV(非侵襲的陽圧換気療法)ガイドライン(改訂第2版). p116・122, 南江堂, 東京, 2015 による)

化症や筋ジストロフィーなどの神経・筋疾患が続く。

慢性呼吸不全に対するHMVとして、NPPV適応基準を**表3・4**に示す。

# 3　気管切開孔と永久気管孔との違い（図10）

## ①気管切開孔

気道を確保する目的で、気管切開を行った結果として造設される皮膚から気管内に直接通じる瘻孔である。TPPVが施行されている場合は、この瘻孔には一般的に気管切開チューブが留置されている。**図10**に示されているように、気管切開チューブが挿入されている状態でも、口腔内からの唾液や分泌物の気道内への流入が問題となる。また、気管切開チューブを抜去された状態では気管切開孔以外に口や鼻からも換気できる患者もいる。永久気管孔の造設とは気道の構造が大きく異なることに留意する。通常、気管切開チューブが挿入されTPPVで用いられる。

## ②永久気管孔

喉頭癌、咽頭癌など喉頭の全摘出術や、重度の嚥下障害のある重症心身障害児の誤嚥を防止するために行われ、喉頭気管分離術によって、呼吸のために気管を頸部の皮膚に縫合して造られた孔である。永久気管孔は気道と食道が完全に分離するため、口や鼻で呼吸することはできず、フェイスマスクなどを用いて口鼻を介して換気することもできない。一度造設すると閉鎖することは

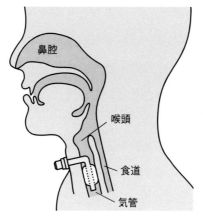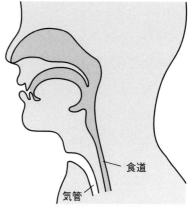

a：気管切開（チューブが挿入されている場合）　　b：永久気管孔

**図10　気管切開と永久気管孔の違い**

想定されていない。

# 4　救急隊が遭遇する在宅人工呼吸療法（HMV）継続中のトラブル

## ①パニックコントロール

HOT患者と同様にパニックコントロールが基本である。

## ②病状の急性増悪に関すること

自発呼吸では十分な換気が得られない状態であるにもかかわらず、適切な補助換気がなされず呼吸筋疲労を招き、全身倦怠感、息苦しさ、頭痛などを訴えていることがある。かかりつけ医など医師の指示を仰ぎながら適切な補助換気が必要となる。神経・筋患者においては救急要請時に

**表5　非侵襲的陽圧換気療法（NPPV）の合併症**

〇マスク関連
・不快感　　　　　　　30〜50%
・顔面の皮膚の紅斑　　20〜34%
・閉所恐怖症　　　　　 5〜10%
・鼻根部潰瘍　　　　　 5〜10%
・にきび様皮疹　　　　 5〜10%

〇圧・流量関連
・鼻のうっ血　　　　　20〜50%
・副鼻腔・耳の痛み　　10〜30%
・鼻、口の乾燥　　　　10〜20%
・眼への刺激　　　　　10〜20%
・腹部膨満　　　　　　 5〜10%

〇漏れ　　　　　　　　80〜100%

〇重篤な合併症
・誤嚥性肺炎　　　　　 ＜ 5%
・低血圧　　　　　　　 ＜ 5%
・気胸　　　　　　　　 ＜ 5%

(Mehta S, Hill NS: Noninvasive ventilation. Am J Respir Crit Care Med 163: 540-577,2001を訳した日本呼吸器学会NPPVガイドライン作成委員会（編）：NPPV（非侵襲的陽圧換気療法）ガイドライン（改訂第2版）, p33, 南江堂, 東京, 2015による)

喀痰排出不全、誤嚥に加え心不全の合併、あるいは便通異常などを伴っているケースがある。気道の確保、バイタルサインの継続的な測定、あるいは急な嘔吐などへの迅速な対処など病状の変化に即応できる準備を整えておく必要がある。呼吸器疾患患者においては低栄養、脱水状態にあることが予測され、ショックなど循環不全への備えが重要となる。これらのことから心電図モニターの装着は必須である。

またNPPVの合併症から結果として救急要請が行われることがある（表5）。中でも気胸の合併においては補助換気により緊張性気胸を誘発する恐れがあり、陽圧換気施行中は特に注意すべきである。バッグ・バルブ・マスクで補助換気を開始した直後に急速に発症し、対応が遅れれば心停止に至ることもある。したがって片側の胸痛の訴え・陽圧換気開始によりさらに悪化する$SpO_2$低下・低血圧・片側の呼吸音消失などの所見により緊張性気胸を疑った場合には、その旨を搬送先医療機関に報告すべきである。緊張性気胸では、胸部X線写真による確診を待たずに、速やかな胸腔ドレナージを施行する必要があることを常に念頭におく。

### ③機器のトラブルに関すること

$SpO_2$の急速な低下は、エアリークの増加や流量計・酸素チューブの接続不良がその原因となることがある。呼吸回路トラブルの有無を確認することは重要であるが、医療機器に関しては原則として医療機器提供企業へのトラブルシューティング確認が必要となる。したがって、HMV使用中の傷病者への対応においては、何よりも気道の確保と適切な補助換気が状態の安定、病状の改善につながる。また、マスクによる鼻根部潰瘍形成などは疼痛により適切な補助換気の妨げとなるものであるため、創傷被覆材を使用するなど愛護的に行う工夫が必要となる。

## 5 観察のポイントと救急隊の対応

緊急時の対応について十分な準備をしておくことが可能になることから、管轄地域におけるHMV傷病者の存在とその傷病者が神経・筋疾患者（呼吸筋麻痺を伴う患者）かそれ以外の傷病者であるかの情報を事前に入手しておくことが望まれる。

実際の対応については、現着後、病状を聴取しつつHMVがNPPVかTPPVを判別する。気管切開が行われ、（カフ付き）気管切開チューブが挿入されていればTPPVであり、マスクが人工呼吸器に接続されていればNPPVである。バイタルサイン、$SpO_2$、呼吸の同調性、呼吸困難度、呼吸音、呼吸補助筋の緊張の度合い、リークの有無と場所の確認、回路トラブルの有無、バッテリー切れの有無の確認などを行う。上記のいずれかに問題があれば、TPPVの場合は、気管切開チューブにバッグを接続し補助換気を実施する。NPPVであれば、傷病者の自発呼吸に同期させつつ補助換気を行う。上気道閉塞の有無は、バッグ・バルブ・マスクによる送気時の換気抵抗により確認する。

補助換気を行いつつ、胸郭の膨らみや左右差、呼吸音、バッグ・バルブ・マスクによる送気時の換気抵抗を確認し、気胸の存在について常に注意する。

気管切開孔に気管カニューレが挿入されていない場合には、小児用のマスクで気管切開孔を

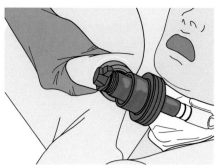

a：気管カニューレが挿入されている場合

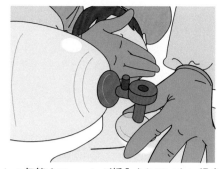

b：気管カニューレが挿入されていない場合

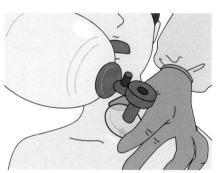

c：永久気管瘻（気管孔）への人工呼吸

**図11　気管切開孔と永久気管孔への人工呼吸（補助換気）**

覆って換気を行う。口や鼻から吸気が漏れる場合には、口や鼻を塞ぐ。気管切開孔よりも口側に狭窄や異物がないことが明らかな場合は、気管切開孔を指で閉じ、マスクで傷病者の口と鼻を覆って換気を実施する方法もある。

　永久気管孔が造設されている傷病者では、小児用のマスクで気管孔を覆って換気を行う（**図11**）。

参考文献

1) 日本呼吸器学会 NPPV ガイドライン作成委員会（編）：NPPV（非侵襲的陽圧換気療法）ガイドライン（改訂第 2 版）. 南江堂, 東京, 2015.
2) 工藤翔二（監）：HOT 入門；在宅酸素療法で快適に. エア・ウォーター・メディカル, 東京, 2017.
3) 伊藤英樹：気管切開の管理. 在宅医療テキスト. 改訂第 3 版, 在宅医療テキスト編集委員会（編）, pp96-97, 在宅医療助成勇美記念財団, 東京, 2017.
4) 武知由佳子：在宅人工呼吸療法（HMV）. 在宅医療テキスト. 改訂第 3 版, 在宅医療テキスト編集委員会（編）, pp98-101, 在宅医療助成勇美記念財団, 東京, 2017.
5) 気管切開下陽圧人工呼吸 nurse_tppv

# B 栄養療法

栄養療法は、経口摂取のみでは必要な栄養量を満たすことができない患者が家庭や社会へ復帰できるよう支援する重要な治療である。


　栄養療法には、経腸栄養法(enteral nutrition；EN、保険収載上は在宅成分栄養経管栄養療法)と静脈栄養法(parenteral nutrition；PN)がある。

　経腸栄養法(EN)は、腸が機能している場合に選択される。EN は PN に比べて生理的であり、消化管本来の機能である消化吸収、あるいは腸管免疫系の機能が維持される利点がある。ENには、経口的に摂取する方法と経管栄養法とがある。経管栄養法は、経鼻アクセス、消化管瘻アクセス(胃瘻、空腸瘻、PTEG*)などを用いて経腸栄養剤を投与する。EN が不可能な場合や、EN のみでは必要な栄養量を投与できない場合には、静脈栄養法(PN)の適応となる。

　静脈栄養法(PN)は末梢静脈内に栄養素を投与する末梢静脈栄養法(peripheral parenteral nutrition；PPN)と中心静脈内に栄養素を投与する中心静脈栄養法(total parenteral nutrition；TPN)がある。食事や経腸栄養を併用することによって、中心静脈栄養の投与エネルギー量が総投与エネルギー量の60％未満になっている場合を特別に補完的中心静脈栄養(supplemental parenteral nutrition；SPN)と呼ぶ。


　在宅栄養療法には、在宅経腸栄養法(home enteral nutrition；HEN)と在宅中心静脈栄養法(home parenteral nutrition；HPN)があり、病態が安定していて、栄養療法を継続して行う必要がある場合に適応され、HEN が第一選択となる。

　在宅静脈栄養法(HPN)は、消化管が機能せず在宅経腸栄養法(HEN)では十分に管理できない患者に適応となる。クローン病や短腸症候群などの良性疾患患者は年余にわたる在宅栄養療法、特に在宅経腸栄養法(HEN)が必要であり、QOL を考えた場合に必須の治療法である。脳梗塞後遺症、嚥下障害を有する症例などに対する胃瘻や空腸瘻などの消化管瘻を用いた在宅栄養療法も、家庭・社会復帰の有用な方法である。また、緩和ケアの1つの手段としても極めて有用な治療法となっている。


　在宅栄養療法施行の条件としては、患者や家族の同意を得たうえで実施する必要がある。さらに、患者・家族が HEN もしくは HPN について十分理解したうえで、安全に自己管理ができるように教育・指導を受けることが重要である。

　教育・指導の内容・目標は、①清潔操作の重要性の理解、② HEN/HPN ではカテーテルの接続など清潔操作の理解・訓練、③トラブル発生時に緊急対応や緊急連絡が行えるようにすること、であり、多職種による協働・支援があって初めて成立するとされている。

---

＊：PTEG(経皮経食道胃管挿入術：Percutaneous Trans-Esophageal Gastro-tubing ,ピーテグ)　日本で開発された方法で、胃瘻造設が困難な症例に対して行われる処置。長期にわたる栄養補給や胃内容物の排出に用い、頸から食道に瘻孔を造設。同部よりチューブを挿入し、胃または十二指腸・小腸へ留置する方法である。

# 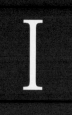 在宅中心静脈栄養法
## （在宅中心静脈栄養療法）

## 1 在宅中心静脈栄養法（HPN）とは

在宅中心静脈栄養法（home parenteral nutrition；HPN）について、1985年に主として小腸機能不全患者に対する医療保険の適応が、「在宅中心静脈栄養法指導管理料」として認められた。1992年には悪性疾患も適応疾患の中に含まれるようになり、1994年には疾患の適応基準は撤廃された。

在宅中心静脈栄養法（HPN）は在宅で行われる栄養療法である。HPNでは長期留置型専用デバイスを用いるべきであり、長期留置型の専用デバイスを中心静脈に留置し行うため、在宅中心静脈栄養療法（Home Total Parenteral Nutrition；HTPN）とも呼ばれる。

通常は中心静脈から24時間かけて、糖質、アミノ酸、脂質、電解質（Na、K、Cl、Mg、Ca、P）、微量元素およびビタミンの1日の必要量が投与される。投与ルートとなるカテーテルは、一般的に鎖骨下静脈から挿入され、先端部が上大静脈に留置される（**図12**）。上大静脈は心臓に近い太い血管のため、血液量が多くて血流も速く、糖の濃度の高い輸液も投与できる。鎖骨下静脈は血管が比較的太く、カテーテルの血管内走行距離も短いので、血栓の形成が少なくなる。

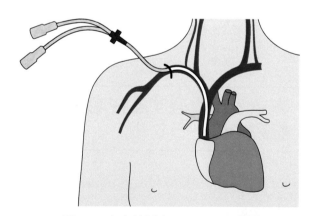

**図12　中心静脈カテーテルの留置**

## 2 在宅中心静脈栄養法（HPN）の適応

現在の保険適応は、実際には、①なんらかの原因（腸管大量切除・炎症性腸疾患など）で腸管吸収面積が減少したり機能が低下しているため、長期にわたり中心静脈栄養が必要で、かつ原疾患は安定していて栄養必要量も安定している患者、②末期がん患者で経腸栄養が困難で、かつ本人

および家族がHPNを希望する患者、なども適応となっている。政策として推進されている在院日数短縮の影響もあり、末期がん患者を在宅に移行させるための方法としてのHPN症例が増加している。しかし、安易な考えでのHPN症例が増え、合併症が増加しているという現状もある。

## 3 在宅中心静脈栄養法（HPN）に使用される医療機器

　HPNでは原則として、長期留置型の専用デバイスで、皮下トンネルを介して留置するカテーテルが用いられる。最も重要な合併症であるカテーテル関連血流感染症（catheter-related bloodstream infection；CRBSI）の予防対策として、輸液と輸液ラインの管理が極めて重要となるため、①輸液は無菌調製されたものを用いる、②輸液ラインは輸液とカテーテルを接続するだけとなっている一体型を用いる、③インラインフィルターを用いる。三方活栓は用いない、などの基本的管理法が徹底して実施されている。また、一定時間に一定量を輸液できる輸液ポンプが用いられることがある（図13）。

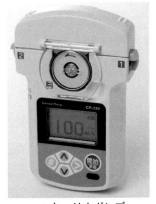
a：キャリカポンプ

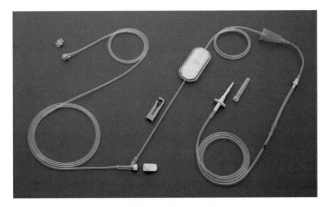
b：チャンバーロック

**図13　在宅中心静脈栄養法に使用される輸液ポンプの例**（提供：ニプロ）

## 4 救急隊が遭遇する在宅中心静脈栄養法（HPN）継続中のトラブル

　救急要請の際には、まず中心静脈カテーテル（central venous catheter；CVC）に関連した合併症に注意する必要がある。中でもカテーテル関連血流感染（catheter related blood stream infection；CRBSI）は、1,000カテーテル中1日あたり0.2件と発生頻度が高いため、敗血症性ショックに留意する必要がある。意識障害を認めたときには、いわゆるスパゲッティ症候群 ** に起因するせん妄や低栄養・脱水や、輸液中のインスリン等薬剤管理に伴う意識障害の鑑別も必要になる。カテーテル先端位置異常などでは血管壁穿孔をきたす。カテーテルやポートの閉塞は、血栓、脂肪・電解質に関連した沈殿物などが原因となり起こる。CVCに関連した静脈血栓の発

---

**：スパゲッティ症候群　病気の治療や救命処置のために、多くのカテーテルなどが身体に取りつけられた状態。

生頻度は低いとされているが、長期カテーテル留置症例ではワーファリン内服（1 mg/日）による血栓予防が勧められているため、出血傾向をきたしている可能性もある。

　その他、搬送の際には、カテーテルの清潔保持や、カテーテルの安全管理（抜けない・詰まらせない・過不足がない）などが重要となる。

　一方、原疾患から低栄養、脱水、誤嚥性肺炎など、免疫系も含めた予備力の低下に伴う病状の急変が起こりうるため継続したバイタルサインの確認が必要となる。

## 5 ｜ 観察のポイントと救急隊の対応

　カテーテル関連血流感染（CRBSI）に伴う敗血症性ショックや血管壁穿孔、カテーテル接続部のはずれに伴う出血性ショック、胸水貯留に伴う急性呼吸不全など重篤な病態を呈することがある。

　意識、体温、呼吸数、尿量などバイタルサインの測定と経時的確認は重要な観察ポイントである。絶食状態であれば、消化管を使用しないことによる消化器系合併症をきたす可能性がある。腸粘膜の萎縮やバクテリアルトランスロケーション *** や、胆嚢収縮能の低下に伴う胆石形成や肝機能障害をきたすため、腹痛などの症状や腹部所見などの観察も行う。また、輸液ポンプが設置されている場合には、電源を含め輸液ポンプの作動状態を確認する。

　カテーテルの安全管理には細心の注意を払い、抜去している（あるいは搬送中に抜去した）場合は、清潔なガーゼで刺入部を押さえて止血し、病院へ搬送する。カテーテルが破損している場合は、空気塞栓をきたす可能性があるため、破損した部分より中枢部を清潔なガーゼで包み、直ちにカテーテルをクランプし病院へ搬送する。輸液バッグが心臓より低い位置にしているときにはカテーテル内に血液が逆流することがあるため、輸液バッグを心臓より高い位置にする。

---

***：バクテリアルトランスロケーション　重症患者の治療において絶食が続いた場合、腸管粘膜の防御力の破綻、全身や局所における免疫力の低下、腸管運動障害による腸管細菌の異常増殖などにより、本来消化管の中にとどまる腸内細菌が血流やリンパ流を介して体内に移行し感染を引き起こす状態。

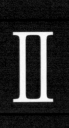

# II 在宅経腸栄養法（在宅成分栄養経管栄養療法）

## 1 在宅経腸栄養法（HEN）とは

　在宅経腸栄養法（home enteral nutrition；HEN）は 1988 年に在宅経管栄養法として医療保険適応が開始された。当初は適応疾患が限られており、都道府県知事への届出が必要であった。1992 年に在宅成分栄養経管栄養法と名称を変更した際に適応疾患が追加され、1994 年からは適応疾患の制約も撤廃されて都道府県知事への届出の必要もなくなった。現在の保険適用としては「原因疾患の如何にかかわらず在宅成分栄養経管栄養法以外に栄養維持が困難な者で、当該療法を行うことが必要であると医師が認めた者」が対象となっている。しかし、この在宅成分栄養経管栄養法指導管理料を算定できるのはエレンタール、エレンタール P、ツインラインの 3 種類の経腸栄養剤のみで、ほかの経腸栄養剤を使用する場合は、在宅寝たきり患者処置指導管理料などとして算定されている。経皮内視鏡的胃瘻造設術など、デバイスの普及とともに在宅で経腸栄養を実施している患者数は年々増加している。原則として、長期の HEN では胃瘻／腸瘻を用い、身体に必要な糖質、蛋白質、脂質、電解質、ビタミンおよび微量元素などを経腸的に投与する。安全管理上の問題から経鼻法を在宅で用いる方法は例外的である（図 14・15）。

　HEN［経腸栄養法（EN）も含む］の特徴を以下に示す。

　①身体の消化・吸収能を利用する生理的な投与方法である。

　②高エネルギー投与が可能で、施行・維持管理が比較的容易である。

　③代謝上の合併症が少ない。

　④腸管の機能を保ち、バクテリアルトランスロケーション発生を抑制する。

　⑤経済的である。

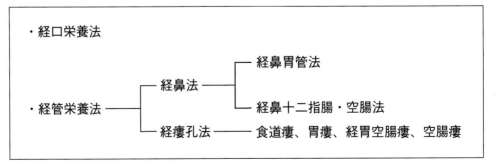

**図 14　経腸栄養法（EN）の投与経路**

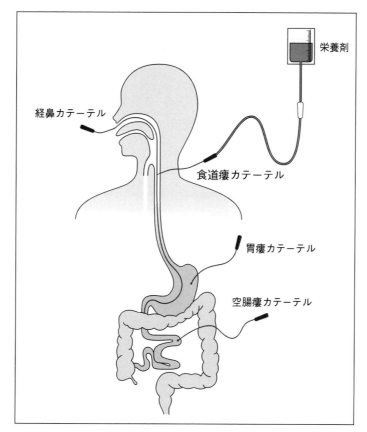

経鼻カテーテル

食道瘻カテーテル

胃瘻カテーテル

空腸瘻カテーテル

栄養剤

**図 15　経腸栄養法(EN)の投与経路**

## 2 在宅経腸栄養法(HEN)の適応

　現在の保険適応としては「原因疾患の如何にかかわらず在宅成分栄養経管栄養法以外に栄養維持が困難な者で、当該療法を行うことが必要であると医師が認めた者」が対象となっている。

　HEN は、脳血管疾患、パーキンソン病ほか神経難病などの嚥下障害を有する症例で広く実施されており、特に脳血管障害では27～100％、50歳以上の在宅患者では16～22％で用いられていたとの報告がある。胃瘻を用いた管理の方が経鼻カテーテルよりも患者の順応性が良好で、カテーテルに関するトラブルである閉塞や先端位置異常も少ない。そのため、長期の HEN ではアクセスルートとして原則として胃瘻/腸瘻が勧められている。胃食道逆流がある症例には空腸瘻が、胃全摘症例や腹水を伴う症例などでは経皮経食道胃管挿入術(percutaneous endoscopic gastrostomy；PTEG)も選択肢となっている。投与方法としては、ほとんどが 1 日に 2～3 回投与する間欠的投与法である。空腸瘻を用いる場合には持続投与が行われる。

## 3 | 在宅経腸栄養法（HEN）で使用される医療機器

HENでは、食道瘻カテーテル、胃瘻カテーテルなど各種カテーテルが用いられる（図16）。

腸瘻や小児の患者では、投与速度の管理のため経腸栄養注入ポンプが使用されていることもある（図17）。

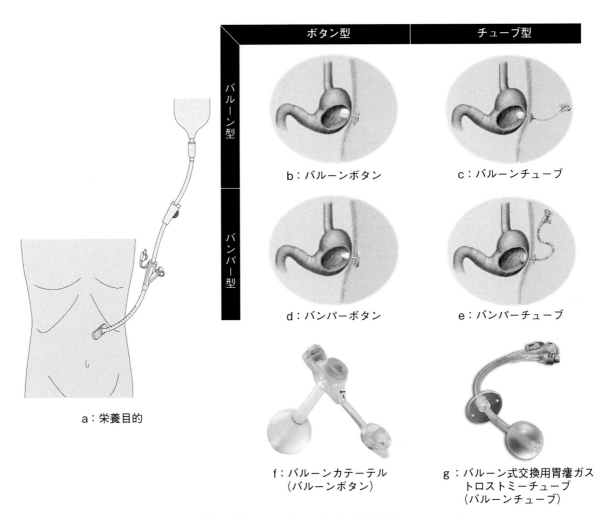

a：栄養目的

|  | ボタン型 | チューブ型 |
|---|---|---|
| バルーン型 | b：バルーンボタン | c：バルーンチューブ |
| バンパー型 | d：バンパーボタン | e：バンパーチューブ |

f：バルーンカテーテル
（バルーンボタン）

g：バルーン式交換用胃瘻ガス
トロストミーチューブ
（バルーンチューブ）

**図16　胃瘻と使用されるカテーテルの種類**（提供：メディコン）

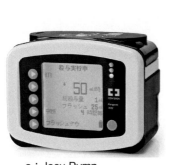

a：Joey Pump
（提供：日本コヴィデン）

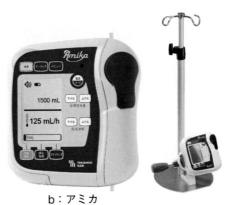

b：アミカ
（提供：ジェイ・エム・エス）

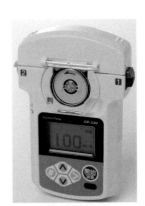

c：キャリカポンプ
（提供：ニプロ）

**図17　経腸栄養注入ポンプの例**

## 4 救急隊が遭遇する在宅経腸栄養法（HEN）継続中のトラブル

　HEN患者では、医師、看護師、薬剤師、栄養士などにより、定期的栄養評価、代謝上のモニタリング（血液・生化学検査など）および合併症のチェック、訪問診療、訪問看護などのほか必要器具の供給など、病院内外で患者支援を行うシステムが必要となる。

　胃瘻／空腸瘻が留置されている傷病者においては、カテーテルの劣化や閉塞、不適切な位置での固定、カテーテル挿入部周囲のびらんや潰瘍、胃食道逆流や誤嚥性肺炎がある。

　また、原疾患の多くが嚥下障害であるため、低栄養、顕性・不顕性にかかわらず誤嚥性肺炎、さらに誤嚥に伴う窒息・気道閉塞をきたすことが多い。

　低栄養に関するものでは、特に女性において重症骨粗鬆症の可能性がある。

## 5 観察のポイントと救急隊の対応

　低栄養や原疾患の悪化に伴う合併症で救急要請される場合が多い。バイタルサインの確認とそれへの対応が必須である。意識障害については、原疾患によることがあるので、通常との違いを家族などに確認する。意識障害がもともと認められている場合には、自覚症状を訴えることができないため、家族への問診のほか、客観的な評価を行う。緊急度の高い病態としては、低栄養による免疫機能の低下を原因とする呼吸器・尿路感染症に伴う発熱、脱水、下血による貧血、あるいは原疾患による嚥下障害に伴う、誤嚥・窒息（唾液、気道分泌物、吐物などによる）、誤嚥性肺炎、例外的に経鼻胃管が留置されているときは、カテーテルの位置異常としての気管内留置に伴う誤嚥・窒息などがある。

　糖尿病のため糖尿病経口治療薬やインスリン注射を行っている傷病者の場合は、低血糖に注意が必要である。さらに、胃瘻から注入した液体の栄養剤は、通常の食事と比べて、胃から速やかに十二指腸へ移行するため、胃手術後に起こる早期ダンピング症候群\*\*\*\*と同様の高血糖や低血糖症状を起こすことがある。栄養投与終了後に動悸や冷汗などの症状が現れたら、低血糖をきたしている可能性があることを考慮する。

　また、経腸栄養剤の種類・投与量・投与速度も消化器症状の発現に影響するため、消化器症状（下痢、便秘、腹痛、腹部膨満、悪心・嘔吐など）の有無もチェックする。

　胃瘻／空腸瘻が留置されている場合は、カテーテルの劣化や閉塞の有無、適切な位置で固定されているか、カテーテル挿入部周囲にびらんや潰瘍を生じていないか、胃食道逆流や誤嚥性肺炎の症状がないか、などもチェックし、カテーテルの安全管理に努める。

　経鼻胃管が留置されている場合も同様に、固定の状況（しっかり固定されているか）、鼻翼の皮膚の性状（皮膚潰瘍や発赤の有無）、体内に入っているチューブの長さ（抜けかかっていると食道

---

\*\*\*\*：早期ダンピング症候群　胃の切除により、胃に入った内容物が急速に排出され、腸管からの炭水化物の吸収が増大することで高血糖になる。それに反応してインスリンが過剰に分泌され、逆に低血糖となる。

や気管に迷入する危険がある)を確認する。扱いに慣れた家族がいれば、普段の様子との違いがないかを聞く。

　緊急度・重症度を判断し、かかりつけ医で対応可能かどうかを判断する。意識障害、呼吸障害、循環障害が認められれば高次機関への搬送が必要となる。チューブの抜去や閉塞が認められる場合には交換が必要なため、かかりつけ医に連絡をとりその後の指示を受ける。チューブの交換は医師による往診、看護師による緊急訪問看護で対応可能ではあるが、誤挿入のリスクがあるため内視鏡やレントゲン写真などでの確認が必要と考える。状態が重症の場合や嘔吐が頻回ならば投与中の経管栄養を中止し、状況をかかりつけ医に伝え、必要に応じてオンラインメディカルコントロールにより対応法の助言を受ける。

---

参考文献　　1）日本静脈経腸栄養学会(編)：静脈経腸栄養ガイドライン. 改訂第 3 版, 照林社, 東京, 2013.

# C 排泄管理

排尿障害・排便障害は、幅広い病態を包括しており、患者のみならず介護者の日常生活の質（QOL）にも大きな影響を及ぼすため、排泄管理は在宅医療においても重要となっている。尿失禁は「不随意に尿が漏れる状態」で、ICS（International Continence Society；国際尿禁制学会）において、病的な尿失禁は「社会的、衛生的に問題となるような客観的な漏れを認める状態」と定義されている。

　尿失禁は、①切迫性尿失禁（過活動膀胱）、②腹圧性尿失禁、③溢流性尿失禁、④機能性尿失禁、⑤反射性尿失禁、に分類され[1]、蓄尿障害（尿をうまく溜められない）または排出障害（尿をうまく出せない）、あるいは蓄尿障害と排出障害が混在することにより発現する。抗コリン薬や抗ヒスタミン薬などの薬剤、糖尿病による末梢神経障害、骨盤内悪性腫瘍に対する手術による末梢神経損傷は排出障害の原因となる。高齢男性では、前立腺肥大症、前立腺癌、尿道狭窄が下部尿路閉塞の原因となり、女性でも高度の膀胱瘤、子宮脱といった骨盤内臓器下垂があると下部尿路閉塞をきたす。仙髄より上位の脊髄疾患では、排尿筋括約筋協調不全により閉塞が生じることがある。

　これらに対して行われる非薬物療法のうち、カテーテルを用いて排尿するものが、膀胱・腎カテーテル管理であり、間欠導尿、尿道留置カテーテル、恥骨上（膀胱瘻）カテーテルに分類される。また、病態によって、肛門や膀胱を切除する治療をしたり、消化管を切除して肛門からの排泄が行えなくなった場合に便や尿の出口を手術で造設する必要がある。腹部に設ける排泄口を「ストーマ」といい、「ストーマ」をもつ患者をオストメイトと呼び、在宅での排泄管理が必要となる（34頁「人工肛門」参照）。

# I 在宅自己導尿法・尿道留置カテーテル法・恥骨上カテーテル法

## 1 在宅自己導尿法・尿道留置カテーテル法・恥骨上カテーテル法とは（図18〜20）

　在宅自己導尿療法は、間欠導尿のうち、「残尿」をなくすために自分で尿道からカテーテルを入れ、間欠的に、尿の排出を行うことをいう。末梢神経障害により膀胱排尿筋の収縮力が低い場合や脊髄損傷など、残尿のある状態での標準的な治療法となる。認知機能に障害がなく意欲があれば、高齢者でも自己導尿は可能である。尿路感染症などの合併症はありうるが、カテーテル留置よりは少ないとされる。

　尿道留置カテーテル法は、カテーテルを尿道に留置し、膀胱内でバルーンと呼ばれる風船を蒸留水で膨らませ抜けないようにしてあるものをいう。尿失禁の原因が下部尿路の閉塞であり、かつ閉塞を解除する他の治療法が適当でない場合（手術不能症例など）や、全身状態が重篤あるいは終末期にあり、かつ間欠導尿などを行う介護者がいない場合などに行われる。尿失禁のため陰部の皮膚に問題が生じているときや、褥瘡に対して尿失禁が悪影響を及ぼしている場合には一時的

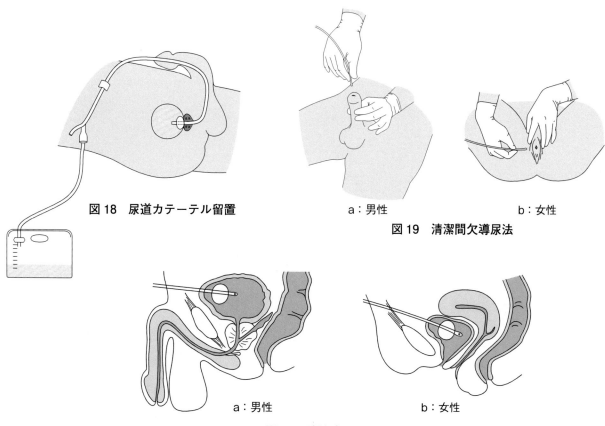

図18　尿道カテーテル留置

a：男性　　　　　b：女性
図19　清潔間欠導尿法

a：男性　　　　　b：女性
図20　膀胱瘻カテーテル

31

に留置カテーテルを考慮してもよいが、原則的に溢流性以外の尿失禁に対して行うべきでない。また、カテーテル留置を行う際には、尿路感染症、敗血症を低減化させるため閉鎖式の採尿バッグを用いる。

　恥骨上（膀胱瘻）カテーテルは、恥骨上の腹壁から膀胱にカテーテルを留置する方法で、泌尿器科の術後に時々用いられる。また、溢流性尿失禁のある場合に、尿道留置カテーテルの代わりに行われる。切迫性あるいは反射性尿失禁のある患者には適応がないが、カテーテルを尿道に留置しないため尿道に関する合併症が除ける点で、尿道留置カテーテルより望ましい。しかし、留置時の合併症（出血、腸管損傷）やカテーテル交換時のトラブルがありうる。また、恥骨上（膀胱瘻）カテーテル管理に関する一般医・看護師の知識不足やカテーテル自然抜去などトラブルが生じたときの対処法が問題となる。外採尿器も膀胱を空虚にできる患者では有効である。

## ２ 在宅自己導尿法・尿道留置カテーテル法・恥骨上カテーテル法の適応

　間欠導尿は、尿閉や100mL以上の残尿が存在し、頻尿、尿失禁、尿路合併症の発生に関与する場合に適応となる。尿閉およびそれに準ずる病態（溢流性尿失禁・大量残尿）として、前立腺疾患などの下部尿路閉塞、脳血管障害・脊髄損傷・骨盤内腫瘍術後・神経疾患による神経因性膀胱、褥瘡による尿汚染の予防など、他の手段による尿路管理が困難な場合などが尿道留置カテーテルあるいは恥骨上カテーテルの適応となる。

## ３ 在宅自己導尿法・尿道留置カテーテル法・恥骨上カテーテル法に使用される医療機器

　膀胱内に留置する尿道カテーテルや膀胱に溜まった尿を溜める採尿バッグなどがある（**図21**）。

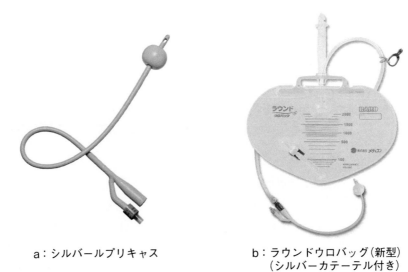

a：シルバールプリキャス　　　　b：ラウンドウロバッグ（新型）
　　　　　　　　　　　　　　　　　　　（シルバーカテーテル付き）

**図21　膀胱留置カテーテル（a）と採尿バッグ（b）**（提供：メディコン）

## 4 | 救急隊が遭遇する在宅自己導尿法・尿道留置カテーテル法・恥骨上カテーテル法継続中のトラブル

　カテーテルの思わぬ抜去、閉塞、乏尿、血尿、尿混濁や膀胱結石ほか尿路結石によるものがある。カテーテル留置により尿路感染症、敗血症が生じやすく、どの方法で尿路管理が行われているか把握する必要がある。

　発熱のほかバイタルサインの確認、急変への準備あるいは対処が重要である。紫色採尿バッグ症候群（purple urine bag syndrome；PUBS）は主に長期病臥中で尿道カテーテルを長期留置している患者にみられ、体外排出路・採尿バッグ（蓄尿バッグ）が紫色に染まる現象である。内服薬・慢性便秘・尿路細菌感染が重なるなど寝たきりの高齢者に認められやすい現象であるが、排尿管理上問題となることは一般になく、治療が必要になることもほとんどない。

## 5 | 観察のポイントと救急隊の対応

　カテーテルが抜去されているときには、感染を避けるため同じカテーテルを再挿入せずに新しいものに交換する必要がある。閉塞や尿漏れも交換の適応であり、このような場合はかかりつけ医療機関に連絡し、必要に応じて搬送する。全身状態の悪化があると判断したら、救急医療機関に搬送する。傷病者本人や世話をしている家人から症状を詳しく聞き、カテーテルが通常の長さと同じか、カテーテルの周りから尿漏れがあるか、尿混濁や血尿がないかを確認し、訴えと併せて判断する。かかりつけ医に意見を聞くことも必要である。

**参考文献**　1）国立長寿医療研究センター（岡村菊夫，後藤百万，三浦久幸，ほか）：平成 12 年度厚生科学研究費補助金（長寿科学総合研究事業）高齢者尿失禁ガイドライン．2000 年度．
2）泌尿器科領域の治療標準化に関する研究班（編）：EBM に基づく尿失禁診療ガイドライン．じほう，東京，2004.
3）中村一郎，後藤たみ：尿路カテーテル管理．がん患者の泌尿器症状の緩和に関するガイドライン 2016 年版，日本緩和医療学会緩和医療ガイドライン委員会（編），金原出版，東京，2016.

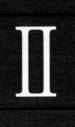

# II 人工肛門

## 1 人工肛門とは

　消化管や尿路の疾患のため病巣を除去したことで通常の排泄（便や尿）が困難となった患者の排泄経路を確保する目的で、患者自身の消化管や尿路を体外に誘導し造設した「開放孔」のことをストーマ（stoma）と総称する。そのうち、排便経路を確保するためのものが人工肛門（図22）である。その際は、患者自身の回腸や結腸を用いて腹壁に開孔する。

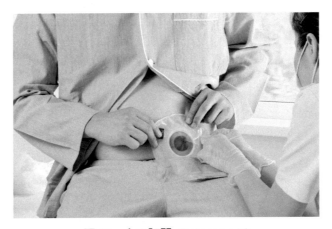

図22　人工肛門 （提供：アルケア）

## 2 人工肛門の適応

　人工肛門（消化管ストーマ）造設の対象となるのは、悪性腫瘍などの手術で患者自身の肛門を温存できない場合が代表的である。具体的な疾患としては直腸癌、潰瘍性大腸炎、クローン病などが挙げられる。また、大腸癌などによって腸閉塞を起こした際に腸管の減圧目的で造設されることもある。

## 3 人工肛門に使用される医療機器

　腸からの排泄物を溜める袋をパウチという。透明のパウチは人工肛門の周囲に貼り付けられた皮膚保護剤で密着して取り付けられている（図23）。

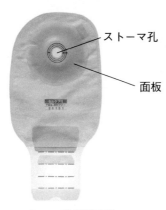
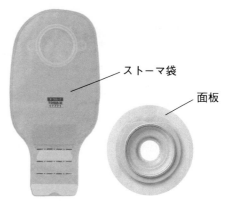

a：ストーマ袋（単品系）　　　　　　　　b：ストーマ袋（二品系）

**図23　パウチと人工肛門の周囲に貼り付けられる皮膚保護剤**（提供：アルケア）

# 4　人工肛門継続中のトラブル

人工肛門のトラブルには以下がある。

①脱出

人工肛門は粘膜が排便時に多少脱出してくるが、ひどい脱出になると装具が付けにくくなり、腸粘膜を傷つけ難治性の潰瘍ができるため、高度の脱出の場合は手術を行う必要がある。

②陥没

人工肛門が腹腔内に落ち込むことがあり、手術直後に縫ったところがはずれて落ち込む場合は、再手術の必要がある。

③狭窄

人工肛門の穴が小さくなったもので、周りの皮膚や組織が硬化し縮小した結果生じる。高度の狭窄の場合は再手術の必要がある。

④出血

人工肛門からの出血の多くは粘膜がすれて生じたただれによるもので、容易に止血するものは様子をみるが、潰瘍を形成したり、粘膜が切れている場合は医療機関で診察が必要である。

⑤ヘルニア

人工肛門周囲の皮膚が盛り上がっているときはヘルニアが疑われ、再手術の必要がある。

⑥腸閉塞

排便・排ガスの停止、腹痛、腹満などの症状がある場合は腸閉塞が疑われる。

⑦腸穿孔

洗腸の際に挿入したカテーテルによって腸穿孔を起こすことがある。

⑧皮膚障害

人工肛門周囲の皮膚炎は、便や腸液が皮膚に付着したりして不潔な場合や、装具や粘着剤が肌に合わない場合など生じやすく、かぶれて赤くただれたり、水疱を形成することがある。

## 5 観察のポイントと救急隊の対応

　人工肛門の観察は、透明のパウチを通して行う。露出している腸粘膜の色調や周囲の皮膚の炎症を観察し、パウチの中に排泄された便の性状や排ガスの有無などは傷病者本人や家人からも聴取し、普段との変化がないかを確認する。

　下痢、腹痛などの場合や腸閉塞、下部消化管出血が疑われる場合には腸雑音の聴診や腹壁の圧痛などとバイタルサインを確認し、緊急度・重症度に応じた医療機関の選定を行う。

　また、症状が軽い場合でも必要に応じて主治医に連絡し、搬送可否の判断を仰ぐことが重要である。

　搬送時には排便によって車内や搬送資器材など周囲が汚れないよう、傷病者本人または家族にパウチをしっかり再装着してもらうようお願いしてもよい。

# D 在宅注射療法

## 1 | 在宅注射療法とは

　経口薬など注射薬以外の薬物療法では治療困難な在宅で療養する患者に対する注射薬の活用は、在宅注射療法として、患者のQOLの向上に極めて重要な役割を果たすようになってきた。在宅注射療法では、医師・看護師が行うのを原則とするが、患者ならびに家族(特に患者が未成年者の場合)が行うインスリン・ヘパリンなどの在宅自己注射も行われる。

　また、がん終末期患者に対する麻薬を筆頭とする疼痛緩和の鎮痛薬など、現在では在宅医療における注射薬を用いた治療法の選択肢は拡大し、多岐にわたる薬物療法が行われている。注射療法ではシリンジと針を使い薬物を、主として経皮的に体内に投与するため、経口投与や皮膚貼付と比べ早く吸収される利点がある。投与する組織により、皮内注射、皮下注射、筋肉注射、静脈注射、動脈注射の各方法がある。投与薬剤の性質、作用時間の差などを考慮して最適な方法や投与部位が選択される。

## 2 | 在宅注射療法の適応

　在宅で用いられる注射薬は、患者に療養上必要な事項について適切な注意および指導を行い、厚生労働大臣の定める注射薬に限り、保険適応のもと投与することができる。在宅自己注射では、本人・家族が目的、意義、遵守事項などを十分に理解し、自己注射を希望していることが実施要件となる。さらに、実施する患者または家族が自己注射を正しく安全に行うためには、担当医からの十分な説明と指導のもとに自己注射トレーニングを受けて、自己注射の手順を習得する必要がある。その内容については、

　①在宅自己注射を行う場合は、患者ならびに家族に投与法および安全な廃棄方法の指導を行うこと。

　②自己投与の適用については、医師がその妥当性を慎重に検討し、十分な教育訓練を実施したのち、患者自ら確実に投与できることを確認したうえで、医師の管理指導のもとで実施すること。

　③適用後、注射薬による副作用が疑われる場合や自己投与の継続が困難な場合には、直ちに自己投与を中止させるなど適切な処置を行うこと。

　④使用済みの注射針あるいは注射器を再使用しないように患者に注意を促すこと。

　⑤すべての器具の安全な廃棄方法について指導を徹底すること。同時に、使用済みの針および注射器を廃棄する容器を提供することが望ましいとされている。

　また、保険収載上在宅自己疼痛療法、在宅肺高血圧症療法など持続的あるいは間欠的に精密医療機器(ポンプ)を用いて行う注射法もある。

## 3 | 在宅注射療法に使用される医療機器

　例えばインスリン製剤の場合、自己注射薬はデバイスごとに針と一体として提供されている(図

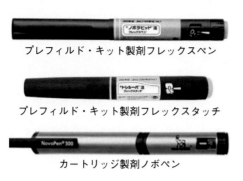

プレフィルド・キット製剤フレックスペン

プレフィルド・キット製剤フレックスタッチ

カートリッジ製剤ノボペン

**図24　自己注射薬のデバイス：インスリン注射薬**
（提供：ノボノルディスクファーマ社）

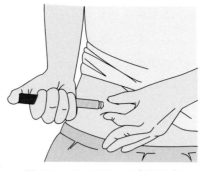

**図25　インスリンの自己注射**

**表6　注射の種類別投与経路と特徴**

| 注射の種類 | 投与経路 | 特徴 |
|---|---|---|
| 皮内注射 | 真皮 | 効果発現が遅い。 |
| 皮下注射 | 皮下脂肪層組織 | 少量の薬液しか投与できないが、持続的に精密医療機器を用い時間をかければ、安全に輸液をも行うことができる。 |
| 筋肉内注射 | 筋肉内 | 皮下に比べて薬液は早く吸収されるが、静脈内ほどではないため、中程度の効果の持続を図りたいときに筋肉内注射が選択される。 |
| 静脈注射 | 静脈内 | 速やかで強力な効果発現が期待できる。 |

24）。一方で、患者向け医薬品ガイドは、患者や家族用に、医療用医薬品の正しい理解と、重大な副作用の早期発見などに役立てるため各製品の製造販売業者が作成し、各製造販売業者の責任において掲載したもので、独立行政法人医薬品医療機器総合機構のホームページでも掲載されている。

皮内注射は、真皮に薬物を投与する。組織間液の流れもほとんどないが、効果発現は遅い。皮下注射は、皮下脂肪層組織に投与する。リンパ組織が発達しており薬液はリンパ管から吸収されるため、物理的に少量の薬液しか投与できないが、持続的に精密医療機器を用い時間をかければ、安全に輸液をも行うことができる（**図25**）。筋肉内注射は、血管が豊富であり、皮下に比べて薬液は早く吸収されるが、静脈内ほどではないため、中程度の効果の持続を図りたいときに筋肉内注射が選択される。静脈注射は肝代謝を経ずに全身に投与できるため、速やかで強力な効果発現が期待でき、肺高血圧症患者に対する在宅持続静注療法などがある。

それぞれの投与経路と特徴を**表6**に示す。

## 4 在宅注射療法継続中のトラブル

注射針刺入部や周囲の皮膚の発赤・腫張・熱感・疼痛といった局所的なトラブルのほかに、全身的に重篤な薬剤副反応として発熱、蕁麻疹、悪心・嘔吐などのアレルギー反応、アナフィラキシーショック、細菌感染、血栓性静脈炎、薬液漏出による皮膚壊死といったものがある。

一方、点滴など持続的な注射療法の場合、固定用貼付材が外れかかっているために注射針、カテーテルの固定が不安定になっていたり、カテーテル類を自己抜去して出血していることがある。患者の体位、注射部位によっては（特に関節部からの点滴などでは四肢の屈曲伸展具合のために）

予定量よりも少ない滴下量になっていたり、逆に予定時間よりも早く薬液が滴下してしまっている。また、輸液ポンプの作動状態の不調、アラーム音が鳴り続けているなど機器のトラブルに遭遇することもある。

　注射療法を行っている居宅では落下注射針による針刺し事故や鋭利な破損製剤による切創など安全確保に十分な注意を払わなければならない。針などの適切な廃棄が行われているかどうかを確認することが極めて重要である。

　例えば、代表的な自己注射であるインスリン注射を含めた注射による血糖降下療法では、薬剤の効果が予想以上に発現することで低血糖を発症することがある。

　癌性疼痛のコントロールとして、鎮痛薬や麻薬が使用されている。投与経路は薬剤によって異なるが、持続皮下・持続静脈内の代表的な副作用として、便秘、悪心・嘔吐、眠気、混乱・せん妄、呼吸抑制、口渇、排尿障害がある。

## 5　観察のポイントと救急隊の対応

　注射薬ごとに薬効、発現時間、副作用も異なり、患者ごとに投与経路も異なるため、あらかじめ患者当人が使用する在宅注射療法の内容（使用薬剤・投与量・投与経路・使用器具や消毒薬などの衛生材料の種類など）を医師、訪問看護師などと共有できる体制が望ましい。

　患者にとって有害事象が観察された場合は、通常の救急活動と同時に、バイタルサインの確認と経時的なモニタリングは欠かすことができない。

　例えば、インスリン注射による低血糖症が疑われる場合には、あらかじめ処方されているブドウ糖の摂取を促しつつ、必要に応じて血糖測定、ブドウ糖溶液の投与の指示を受ける。糖尿病患者では家族などが血糖測定を行っているので、家族にお願いしてもよい。また、鎮痛薬・鎮静薬により呼吸抑制をきたしている、あるいはその可能性が高い場合には、酸素投与や状況によって補助換気を行う必要があり、その準備は怠らない。

　体内にどれくらいの薬剤が注入されたか、薬液の残量についても記録しておくことがその後の治療においても重要である。注入ポンプなどのアラーム音など機器のトラブルに関しても表示を記録しておく。

　そして何よりも医師やほかのスタッフと情報を共有し、チームとして適切に対応することが重要である。

---

**参考文献**　1) 厚生労働省：在宅医療における注射薬に関連する告示及び通知等. 2006.
　　　　　　2) 日本産科婦人科学会，日本産婦人科学会，日本産婦人科・新生児血液学会，日本血栓止血学会：ヘパリン在宅自己注射療法の適応と指針. 2011.

# E | 腎代替療法

在宅で行われる腎代替療法である在宅人工透析には、腹膜透析(peritoneal dialysis；PD、保険収載上は在宅自己腹膜灌流)、在宅血液透析(home hemodialysis；HHD)がある。どちらの治療法も在宅で末期腎不全治療が可能であり、患者および家族がそのライフスタイルに合わせ主体的に治療へ取り組むことができる。

　本邦の慢性透析患者数は 2017年末で33万人以上に達している。その中で腹膜透析(PD)は2.9%、在宅血液透析(HHD)は0.2%と少数である。しかしながら、地域包括ケアシステムの構築が推進され、質の高い在宅医療が提供できるような体制を整えていくことが目標とされる現在、在宅における腎不全治療も同様に普及が図られている。

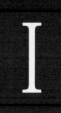

# Ⅰ 在宅血液透析(HHD)

## 1 在宅血液透析(HHD)とは

　本邦の在宅血液透析(HHD)は1967 年に名古屋で始まり、1998年に保険収載されている。HHDの患者数は徐々に増加し、全慢性透析患者の 0.2% と割合は大きくないが、ここ数年伸び率が大きくなっている。HHDは時間的・空間的な制約がないため、透析回数や時間を調節することで、週3回の施設透析よりも透析量を増やすことができ、十分な尿毒素の除去と適正な体液量の維持が可能である。その結果、心血管障害リスクを低減し、生活の質・妊孕性・睡眠の改善など多くの利点が報告されている。

## 2 在宅血液透析(HHD)の適応

　在宅血液透析(HHD)を利用することにより、施設血液透析に優る効果と結果が得られると判断した患者が選択するが、導入の適応は以下の基準が参考とされている。
　①本人の強い希望があること。
　②介助者が確保され、同意していること。
　③介助者以外の家族も協力的であること。
　④教育訓練を受けることができること。
　⑤教育訓練の内容を習得する能力があること。
　⑥安定した維持透析が実施されていること。
　⑦HHD実施のうえで、支障となるような合併症がないこと。
　⑧年齢は16 ～ 60歳程度が望ましい。重症な心臓合併症、消化器合併症、脳血管障害などの合併は安全を考えた場合望ましくない。また高度の視力障害者も不可である。
　⑨社会復帰の意思があること。
　⑩透析を実施する部屋や材料の保管場所が家庭内に確保できること。

## 3 在宅血液透析(HHD)に使用される医療機器

　在宅血液透析(HHD)は、血液透析器(ダイアライザー)を通して、血液を体内から取り出し、血液中の老廃物や余分な水分を取り除き、浄化された血液を体内に戻す方法である(**図26**)。また、血液を体外に取り出すために、腕の静脈と動脈をつなぎ合わせる血液透析用内シャント(内シャ

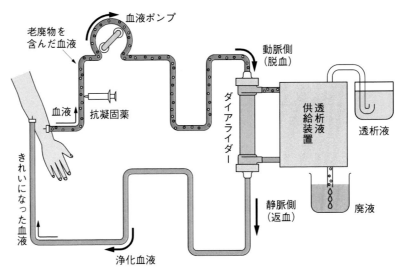

図26 血液透析

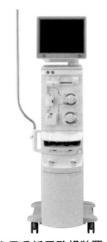

図27 個人用透析用監視装置(提供：ニプロ)

ント)の造設手術が必要となる。

　本邦では、施設用透析装置が流用され、個人用透析装置として使用される(**図27**)。この透析装置を設置するためには、配管・電気などの工事が必要となる。

# 4 在宅血液透析(HHD)継続中のトラブル

　救急要請は原疾患と慢性腎不全の悪化やシャントからの出血によるものが多い。慢性腎不全の悪化では、うっ血性心不全や肺水腫、高カリウム血症による重症不整脈などをきたす。血液透析用内シャント(内シャント)が正常な状態ならば、拡張して蛇行している静脈内にグルグルと拍動する血流を皮膚の上から触れることができる。

　内シャントの位置を確認し、血液の拍動が感じられない場合には、閉塞の可能性が考えられ、再手術による再建が必要になる。低血圧(なんらかのショック)が原因でシャント内の血流が低下している場合には、早期の治療によりシャント閉塞を回避できる可能性がある。

　在宅血液透析(HHD)を実施する医療施設は、患者の安全を確保するため、患者に何か変わったことが生じた場合、連絡を受け対応できる体制の整備が必要となる。また、患者には、どんな

些細なことでも気になったらすぐ連絡するよう徹底してもらうことが重要である。特にHHD治療が長くなり、患者が治療に慣れてくると連絡が後日になる場合があり安全管理上好ましくないため、連絡基準を作成し、定期的に患者との連絡がとれる体制を構築する必要がある。

以下に患者向け連絡基準文書の例を示す。

①発熱時：発熱時の透析は透析中のトラブルの誘発、介助者の負担になる。

②血圧が通常より高いまたは低いとき：降圧薬の検討や適正体重のコントロールが必要となる。医師の指示を確認する。

③高カリウム血症の症状があるとき：医師へ報告、指示を確認する。

④シャントの閉塞・狭窄、感染、出血したとき：閉塞・狭窄、感染時は外来受診が必要。出血時には出血部位を圧迫するか、もしくはその上部を縛り介助者に病院への連絡を依頼する。

⑤消化器症状があるとき：外来受診・検査の必要がある。

⑥脳血管障害の症状があるとき：外来受診・検査の必要がある。

⑦心臓の症状があるとき：外来受診・検査の必要がある。

⑧その他の外傷など：外来受診・検査の必要がある。

## 5 観察のポイントと救急隊の対応

原疾患と慢性腎不全の悪化には、本人の希望する体位をとり、バイタルサインを確認し、必要に応じ酸素投与を行う。また、高カリウム血症に対する心電図波形に注意するため心電図モニターを装着する。

シャント部からの出血に対しては圧迫止血で対応する。また、観察処置中には、シャント閉塞を助長しないように、シャント側前腕を圧迫するような体位を避け、駆血帯などをシャント側上腕に巻かないなどの注意が必要である。

緊急度・重症度を判断し、かかりつけ医で対応可能かどうかを判断する。意識障害、呼吸障害、循環障害が認められれば高次機関への搬送が必要となる。状態が重症の場合は、状況をかかりつけ医に伝え、必要に応じてオンラインメディカルコントロールにより対応法の助言を受ける。

**参考文献** 1）森　義博：在宅血液透析に求められるシステムとその役割. 医療機器学 86(1)：19-25, 2016.
2）日本透析医会・在宅血液透析管理マニュアル作成委員会（監）：在宅血液透析管理マニュアル. 2010.
3）浜崎敬文：在宅透析療法. 医療機器学 86(1)：12-18, 2016.

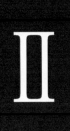

# Ⅱ 腹膜透析(PD)

## 1 腹膜透析(PD)とは

　腹膜透析(PD)は、本邦で 1984 年に保険収載されて以来、末期腎不全に対する腎代替療法の
1 つとして、体内の尿毒素物質や余剰なナトリウム・水分を除去し、体内の電解質異常やアシドー
シスの是正を行う確立した治療法である。PD は施設での血液透析(HD)と比較して、①残存腎機
能の保持に優れる、②循環器系への影響が少なく身体への負担が少ない、③尿量が維持されてい
る間は水分摂取制限がなく通常生活での自由度が高い、などのメリットがある。PD は、腹腔内
に腹膜透析液を注入し一定時間貯留させることにより、腹膜を介した拡散や浸透圧(濾過)の原理
を利用して血液を浄化させるものである(**図 28**)。

　PD の施行方式は、患者自身が交換する持続携帯型腹膜透析(continuous ambulatory peritoneal
dialysis；CAPD)と、専用装置を用いて交換する自動腹膜透析(automated peritoneal dialysis；
APD)に大別される。

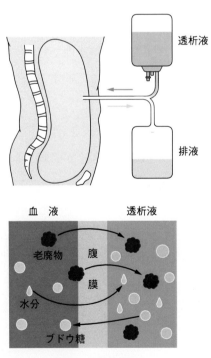

**図 28　腹膜透析**

## 2 腹膜透析(PD)の適応

　腎代替療法としては血液透析(HD)と比べて腹膜透析(PD)の選択が望ましく、残存腎機能があ

る末期腎不全患者に対しては、「腹膜透析（PD）ファースト」に基づき、まずは PD 療法から開始し PD のメリットを生かして社会復帰・生活の自立を促すことが推奨されている。その後、残存腎機能低下・腹膜劣化を生じる時期には PD と施設での血液透析（HD）併用療法や、施設での HD への段階的移行が行われる。

## 3 腹膜透析（PD）に使用される医療機器

持続携帯型腹膜透析（CAPD）は 1 日に数回のバッグ交換を行いながら24時間連続して在宅での腹膜透析（PD）を継続する（**図 29**）。最近は、従来の 2 L のバッグを 1 日に 4 回交換するのではなく、少量の腹膜透析液で低頻度にバッグを交換し（例：1.2 L バッグを 1 日 2 〜 3 回）、残存腎機能の程度に応じて 1 日に使用する透析液の量を段階的に増やしていくインクリメンタル PD が増えている。

自動腹膜透析（APD）は、自動的に腹腔内に腹膜透析液を注液・貯留・排液する自動腹膜灌流用機器を用いて、多くの場合、夜間に PD が行われる（**図 30**）。音声やディスプレイでのガイドで治療開始・終了手順や治療中の簡単なトラブルシューティングが可能で、医療機器メーカーが 24 時間対応のコールセンターを設け、設備機器トラブルに備えている。

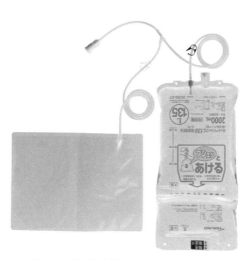

**図 29　腹膜透析セット**（提供：テルモ）

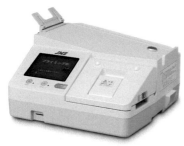

a：PD-MINISOLA
（提供：ジェイ・エム・エス）

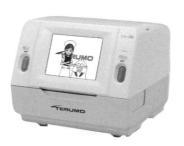

b：マイホームぴこ
（提供：テルモ）

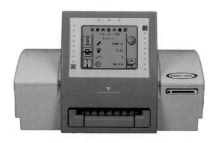

c：スリープセーフ APD システム
（提供：日機装）

**図 30　自動腹膜灌流用装置**

## 4 腹膜透析(PD)継続中のトラブル

　血液透析(HD)と同様に原疾患と慢性腎不全の悪化のほか、腹膜透析(PD)に特有の合併症として、カテーテル位置異常、カテーテル閉塞などカテーテルそのもののトラブルや、カテーテル出口部感染、皮下トンネル感染、腹膜炎などカテーテル関連感染がある。また、腰痛(腰椎ヘルニア)、横隔膜交通症、被嚢性腹膜硬化症(encapsulating peritoneal sclerosis；EPS)に伴うイレウス症状などが認められることがある。

## 5 観察のポイントと救急隊の対応

　原疾患と慢性腎不全の悪化には、呼吸不全・循環不全への対応を念頭に、本人の希望する体位を取り、バイタルサインを確認し、必要に応じ酸素投与を行う。また、高カリウム血症に対する心電図波形に注意するため心電図モニターを装着する。全身的には体温を含めたバイタルサインとともに、腹膜炎・イレウスなど腹部の所見観察も重要である。

　透析チューブ挿入部の発赤や熱感など感染の有無、固定の状況(抜けかかっていないか、刺入部周囲から漏れや滲出液がないか)を観察する。

　チューブトラブル(閉塞や抜去、感染)があるときは、在宅での透析が継続できなくなるため、医療機関において再挿入が必要である。チューブが抜けた場合には、刺入部を清潔ガーゼで被覆して搬送する。医療機器に伴うトラブルでは機器メーカーとの連携も必要になることがある。

　チューブトラブルなど治療に伴う合併症に際しては、かかりつけ医に搬送することを原則とする。